BEI GRIN MACHT SICH IHR WISSEN BEZAHLT

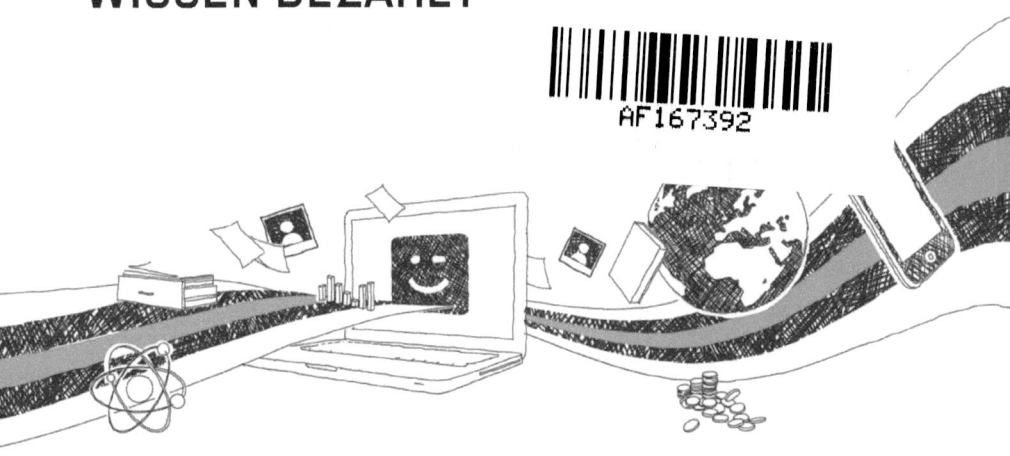

AF167392

- Wir veröffentlichen Ihre Hausarbeit, Bachelor- und Masterarbeit

- Ihr eigenes eBook und Buch - weltweit in allen wichtigen Shops

- Verdienen Sie an jedem Verkauf

Jetzt bei www.GRIN.com hochladen und kostenlos publizieren

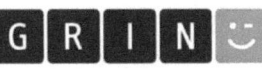

Bibliografische Information der Deutschen Nationalbibliothek:

Die Deutsche Bibliothek verzeichnet diese Publikation in der Deutschen National-bibliografie; detaillierte bibliografische Daten sind im Internet über http://dnb.d-nb.de/ abrufbar.

Impressum:

Copyright © 2015 GRIN Verlag
Druck und Bindung: Books on Demand GmbH, Norderstedt Germany
ISBN: 9783346154651

Dieses Buch bei GRIN:

https://www.grin.com/document/539029

Philipp Schiffer

Der Stellenwert eines Qualitätsmanagementsystems hinsichtlich der Prozessoptimierung in Arztpraxen

GRIN Verlag

GRIN - Your knowledge has value

Der GRIN Verlag publiziert seit 1998 wissenschaftliche Arbeiten von Studenten, Hochschullehrern und anderen Akademikern als eBook und gedrucktes Buch. Die Verlagswebsite www.grin.com ist die ideale Plattform zur Veröffentlichung von Hausarbeiten, Abschlussarbeiten, wissenschaftlichen Aufsätzen, Dissertationen und Fachbüchern.

Besuchen Sie uns im Internet:

http://www.grin.com/

http://www.facebook.com/grincom

http://www.twitter.com/grin_com

Der Stellenwert eines Qualitätsmanagementsystems hinsichtlich der Prozessoptimierung in Arztpraxen

Hausarbeit

Schriftliche Hausarbeit im Bereich Qualitätsmanagement im Gesundheitswesen mit hohem Praxisbezug im Rahmen des Bachelorstudiums Medizin-Ökonomie (B.Sc.).

Vorgelegt von: Philipp Schiffer

Fachbereich: Gesundheitsökonomie, Qualitätsmanagement
Erscheinungsjahr: Oktober 2015

Inhaltsverzeichnis

1 Einleitung

Die vorliegende Hausarbeit beschäftigt sich mit dem zunehmenden Stellenwert von Qualitäts-
managementsystemen in deutschen Arztpraxen. Hierbei wird aufgezeigt, wie unumgänglich
die Implementierung und Effizienz eines Qualitätsmanagementsystems (QMS) in deutschen
Arztpraxen unserer Zeit ist. Im besonderen Maße wird das Augenmerk auf die Prozessabläufe
einer Arztpraxis gelegt. Es wird verdeutlicht werden, dass die Verantwortlichen einer Arztpraxis, trotz eines integrierten QMS, verstärkt auf die Prozessoptimierung zu achten haben. Denn
in deutschen Arztpraxen gewinnt Qualität zunehmend an Bedeutung. Die Qualität der Behandlung und des Praxisaufenthaltes werden zum einen vom behandelnden Arzt und zum anderen
von den in der Praxis vorherrschenden Prozessen beeinflusst. Ein gut funktionierendes QMS
ist sogar in der Lage die Behandlungsqualität nachhaltig aufrechtzuerhalten und zu verbessern. Einem QMS wiederum liegen Prozesse zugrunde, die, ebenso wie das QMS selbst, regelmäßig überprüft und optimiert werden müssen. Auf diese Weise kann eine medizinische
Versorgung von hoher Qualität realisiert werden. Genau das sollte der Anspruch eines jeden
Arztes sein, denn seine Kernkompetenz ist von enormer Wichtigkeit. Der Patient geht zu seinem Arzt, um das wertvollste was er besitzt wiederzuerlangen, seine Gesundheit. Denn „Gesundheit ist das höchste Gut, und um die Gesundheit zu erhalten, ist nichts zu teuer."[1] Vielen
Patienten scheint diese Tatsache nicht bewusst zu sein, was sich oft an ihrer ungesunden
Lebensweise und mangelnden Compliance erkennen lässt. Die eigene Gesundheit ist so wichtig und wertvoll, weil sie allgegenwärtig und nicht bezahlbar ist. In dem Sinne nicht bezahlbar,
dass sie sich nicht kaufen lässt, wie bspw. ein Auto. Spätestens nach dieser Erläuterung sollte
klar sein, welcher hohen Verantwortung ein QMS gerecht werden muss. Diese nach bestem
Wissen und Gewissen zu erfüllen ist Aufgabe des QM-Verantwortlichen bzw. des leitenden
Arztes und im entferntesten Sinne des gesamten Praxisteams. Im besten Fall kann ein Arzt,
sich auf ein tief verwurzeltes QMS und optimierte Prozesse stützend, einen wichtigen Einfluss
auf den Patienten nehmen, sodass eine Behandlungsqualität auf hohem Niveau erreicht werden kann. Basis dieses Vorhabens sind optimierte Prozesse, auf jeder Ebene. Wird dieser
Weg konsequent verfolgt, kann jede Arztpraxis auch in Zukunft wirtschaftlich erfolgreich sein.
Dies in das Bewusstsein des Lesers zu rufen, ist das zentrale Ziel dieser Hausarbeit.

1.1 Definition Qualität

In der Wissenschaft und Literatur gibt es für den Begriff Qualität zahlreiche Definitionen. Auch
in der Umgangssprache wird jener Begriff häufig falsch oder nicht eindeutig verwendet. Folglich werden wesentliche Definitionen von Qualität aufgeführt.

---

[1] Breyer, Zweifel, Kifmann: Gesundheitsökonomik, Springer Verlag, 5. Auflage, S. 1.

Eine altbewährte Definition aus der BWL bezeichnet Qualität in Bezug auf ein Produkt bzw. einen Gegenstand als Gebrauchstauglichkeit. Die Bestimmung der Qualität eines Erzeugnisses erfolgt über dessen Qualitätsmerkmale. Diese Qualitätsmerkmale wiederum sind festgelegte Eigenschaften, die messbar, zählbar und beurteilbar sein müssen. Somit ist unter Qualität die Summe der zugesicherten Eigenschaften (eines Erzeugnisses) zu verstehen.[2]

Demnach bedeutet Qualität: „Die an einem Erzeugnis A durch Messen, Zählen oder Beurteilen festgestellte Größe Xist eines Qualitätsmerkmals heißt Merkmalswert des Merkmals x am Erzeugnis A."[3]

Eine weitere Definition von Qualität aus dem allgemeinen Qualitätsmanagement (QM), Grundlage ist die internationale Norm DIN EN ISO 9000:2000, lautet folgendermaßen: „**Qualität:** Vermögen einer Gesamtheit inhärenter Merkmale eines Produktes, Systems oder Prozesses, zur Erfüllung von Forderungen von Kunden und anderen interessierten Parteien. **Anmerkung:** Die Benennung „Qualität" darf zusammen mit Adjektiven wie schlecht, gut oder ausgezeichnet verwendet werden."[4]

1.2   Begriffserklärungen

Bevor auf die zunehmende Bedeutung der Prozessorganisation unter dem Gesichtspunkt der besonderen Bedingungen in Arztpraxen eingegangen wird, sollen zunächst grundlegende Begriffe erklärt werden.

1.2.1   Qualität

Der Begriff der Qualität ist seit dem Altertum bekannt und leitet sich von dem lateinischen Wort „qualitas" ab, was so viel wie „Beschaffenheit", in Bezug auf ein Produkt, bedeutet. Um die Vielschichtigkeit dieses Begriffes zu verdeutlichen werden die fünf Sichtweisen nach dem Amerikaner Garvin vorgestellt.[5]

---

[2] Vgl. Schwinn: Betriebswirtschaftslehre, Oldenburg Verlag, 2. Auflage, S. 370.
[3] Schwinn: Betriebswirtschaftslehre, Oldenburg Verlag, 2. Auflage, S. 370.
[4] Kaminske/ Bauer: Qualitätsmanagement von A bis Z, Hanser Verlag, 6. Auflage, S. 176.
[5] Vgl. Kaminske/ Bauer: Qualitätsmanagement von A bis Z, Hanser Verlag, 6. Auflage, S. 177-178

„Um in der Qualitätsdiskussion nicht aneinander vorbeizureden, ist es deshalb erforderlich, sich auf eine gemeinsame Sichtweise zu einigen.

1. Die transzendente Sichtweise

   Qualität ist absolut und universell erkennbar, ein Zeichen von kompromisslos hohen Ansprüchen und Leistungen, sie ist nicht präzise zu definieren und wird nur durch Erfahrung empfunden.

2. Die produktbezogene Sichtweise

   Qualität ist präzise und messbar, Qualitätsunterschiede werden durch bestimmte Eigenschaften oder Bestandteile eines Produktes auch quantitativ widergespiegelt.

3. Die anwenderbezogene Sichtweise

   Qualität liegt im Auge des Betrachters und weniger im Produkt, individuelle Konsumenten haben unterschiedliche Wünsche und Bedürfnisse, wobei diejenigen Güter, welche diese Bedürfnisse am besten befriedigen, als qualitativ besonders hochstehend betrachtet werden.

4. Die prozessbezogene Sichtweise

   Qualität ist das Einhalten von Spezifikationen, jede Abweichung impliziert eine Verminderung, hervorragende Qualität entsteht durch eine gut ausgeführte Arbeit, deren Ergebnis die Anforderungen zuverlässig und sicher erfüllt.

5. Die Preis-Nutzen-bezogene Sichtweise

   Qualität wird durch Kosten und Preise ausgedrückt, ein Qualitätsprodukt erfüllt eine bestimmte Leistung zu einem akzeptablen Preis bzw. steht in Übereinstimmung mit Spezifikationen zu akzeptablen Kosten."[6]

1.2.2 QMS

Das Qualitätsmanagementsystem (QMS) ist die Organisationseinheit die man benötigt, um die Aufgabe des Qualitätsmanagements (QM) umsetzen zu können. Das QMS muss den Forderungen der Unternehmenspolitik sowie den Gegebenheiten im Unternehmen Rechnung tragen. Das QMS ist im QM-Handbuch dokumentiert und beinhaltet die grundsätzliche Einstellung des Managements zur Qualitätspolitik. Hinzu kommen Festlegungen bezüglich der Organisation, der Planung, der Durchführung und der Lenkung von Prozessen, der geforderten Verfahren zur Umsetzung einzelner Qualitätsmaßnahmen.[7]

„Die DIN EN ISO 9000 definiert:

Qualitätsmanagementsystem: System für die Festlegung der Qualitätspolitik und von Qualitätszielen sowie zum Erreichen dieser Ziele.

---

[6] Kaminske/ Bauer: Qualitätsmanagement von A bis Z, Hanser Verlag, 6. Auflage, S. 178.
[7] Vgl. Benes/ Groh: Grundlagen des Qualitätsmanagements, Hanser Verlag, 3., aktualisierte Auflage, S. 99.

mit anderen Worten:

Das Qualitätsmanagementsystem (QMS) ist die festgelegte Aufbau- und Ablauforganisation zur Durchführung des Qualitätsmanagements."[8]

1.2.3 Prozesse

„Ein Prozess ist die inhaltlich abgeschlossene, zeitliche und sachlogische Folge von Aktivitäten, die zur Bearbeitung eines betriebswirtschaftlich relevanten Objekts notwendig sind."[9]

1.2.4 Prozessoptimierung

Im Rahmen des Geschäftsprozessmanagements bedeutet Prozessoptimierung die vorhandenen Geschäftsprozesse kontinuierlich zu verbessern und bei Bedarf zu erneuern. Denn der Erfolg des gesamten Geschäftsprozessmanagements, somit auch der Prozessoptimierung, hängt maßgeblich von der Prozessstrategie, Prozesskultur, Prozessmitarbeitern, der verwendeten Informationstechnik (IT) sowie Prozessmethoden ab.[10]

„Hauptziel des Geschäftsprozessmanagements ist es, durch Prozessoptimierung die Effektivität und Effizienz des Unternehmens nachhaltig zu erhöhen sowie den Unternehmenswert zu steigern. Nachhaltig bedeutet, die Prozessziele dauerhaft und zukunftsverträglich zu erreichen."[11]

---

[8] Benes/ Groh: Grundlagen des Qualitätsmanagements, Hanser Verlag, 3., aktualisierte Auflage, S. 99.

[9] Becker/ Kugeler, Rosemann: Prozessmanagement, Springer Verlag, 2005, S. 6.

[10] Vgl. Schmelzer/ Sesselmann: Geschäftsprozessmanagement in der Praxis, Hanser Verlag, 8., überarbeitete und erweiterte Auflage, S. 9-10.

[11] Schmelzer/ Sesselmann: Geschäftsprozessmanagement in der Praxis, Hanser Verlag, 8., überarbeitete und erweiterte Auflage, S.10.

2   Qualitätsmanagement im Gesundheitswesen

In diesem Kapitel wird der zunehmende Stellenwert des Qualitätsmanagements hinsichtlich der ambulanten Versorgung erläutert. Zur Diskussion stehen die Ziele eines QMS, dessen vorgesehener Nutzen für die jeweilige Arztpraxis und die dazu erforderlichen gesetzlichen Grundlagen sowie die Forderung zur Qualitätssicherung.

2.1   Ziele eines QMS

Grundsätzlich stellen QMS sicher, dass die Struktur-, Prozess-, und Ergebnisqualität in einem Unternehmen systematisch geprüft und verbessert wird. Demnach ergibt sich das übergeordnete Ziel, die Gesamtleistung des Unternehmens zu optimieren. Qualitätsziele sollten der SMART-Regel entsprechen, d.h. sie müssen spezifisch, messbar, ausführbar, realistisch und terminiert sein. Das QMS liefert hierbei das benötigte Handwerkszeug und beschreibt die Methodik, nach welcher die QM-Verantwortlichen die Verfahren zur Sicherung und Verbesserung der Qualität durchführen sollen. Ein QMS dient deshalb zur Ausrichtung der Aktivitäten auf die Qualität des Unternehmens und seiner Leistungen.[12]

2.2   Der Nutzen eines QMS in Arztpraxen

In Arztpraxen sollen QMS die dauerhafte Verbesserung der medizinischen Dienstleistung, sprich die Behandlungsqualität, sicherstellen. Zudem soll ein QMS maßgeblich dazu beitragen, dass jegliches medizinische Handeln, ausgehend vom Arzt oder der medizinischen Fachangestellten (MFA), frei von Zufälligkeiten zu sein hat. Das Bestreben eines jeden Arztes sollte sein, dass die Behandlungsqualität nicht zufällig auftritt, sondern immer gleich, nahezu planbar, sein muss. In der heutigen Zeit muss das medizinische Handeln in einer Arztpraxis transparent, nachweisbar und fundiert sein. Ein erfolgreich umgesetztes QMS kann diese gute bzw. hervorragende Behandlungsqualität zur Realität werden lassen. Zusätzlich bringt ein QMS der Arztpraxis auch ökonomische Vorteile mit sich. Denn Patienten schätzen QMS, da der Arzt dadurch sein Bemühen um bestmögliche Behandlungsqualität signalisiert und diese auch sichtbar in die Tat umsetzt. Mit zunehmender Transparenz und optimierten Behandlungsprozessen, werden mehr und mehr Patienten die jeweilige Arztpraxis aufsuchen. Mehr Patienten bedeutet im Umkehrschluss mehr Umsatz und bei einem gut funktionierenden QMS ist dieser auch realisierbar.[13]

---

[12] Vgl. Bruhn/ Georgi: Kosten und Nutzen des Qualitätsmanagements, Hanser Verlag, 1999, S. 15.

[13] Vgl. Riedel/ Hansis/ Wehrmann/ Schlesinger: Wirtschaftlich erfolgreich in der Arztpraxis, Deutscher Ärzte Verlag, 2009, 2. völlig überarbeitete Auflage, S. 37 ff.

2.3 Gesetzliche Grundlagen zur Einführung eines QMS und Forderung zur Qualitätssicherung

Die durch das GKV-Modernisierungsgesetz (GMG) in Kraft getretenen gesetzlichen Änderungen verpflichten Vertragsarztpraxen zur Einführung eines QMS. Diese Regelung findet sich in § 135a Abs. 2 SGB V wieder. Durch den Gemeinsamen Bundesausschuss (G-BA) wurden die grundsätzlichen Anforderungen hierzu in § 136b Abs. 1 SGB V verbindlich festgelegt.[14] Ebenso beruhen Änderungen bezüglich der Qualitätssicherung in der ambulanten vertragsärztlichen Versorgung auf mehreren gesetzt- bzw. normgebenden Regelkreisen des G-BA, sowie weiteren Regelungen der Kassenärztlichen Bundesvereinigung bzw. der Kassenärztlichen Vereinigungen Letztlich sind die jeweiligen Kassenärztlichen Vereinigungen für die tatsächliche Umsetzung der Qualitätssicherungsmaßnahem zuständig. Im Zuge des Gesetztes zur Stärkung des Wettbewerbs in der Gesetzlichen Krankenversicherung (GKV-WSG) waren die Regelungen zur Qualitätssicherung nach SGB V umgestaltet worden. Dies geschah zugunsten einer Vereinheitlichung der Vorgaben für die unterschiedlichen Versorgungssektoren, so dass der § 137 SGB V nun auch auf die Vertragsarztpraxen Anwendung findet. Gemäß § 137a SGB V ist das Institut für angewandte Qualitätsförderung und Forschung im Gesundheitswesen GmbH, kurz AQUA, seit 2010 in die Weiterentwicklung der Qualitätssicherung involviert. Dieser gesetzliche Auftrag wurde im Jahr 2014 für das neue 137a-Institut durch das „GKV-Finanzstruktur- und Qualitäts-Weiterentwicklungsgesetz - GKV-FQWG" erweitert. Die Gesundheitspolitik konfrontiert die Vertragsärzte auf allen Ebenen ihres Berufes mit einer Vielzahl von Gesetzen und Bestimmungen, wobei das Thema „Qualitätssicherung" einen hohen Stellenwert hat. Denn in Zukunft soll zunehmend Wert auf die Qualität von Leistungen des vertragsärztlichen Sektors gelegt werden.[15]

---

[14] Vgl. Riedel/ Hansis/ Wehrmann/ Schlesinger: Wirtschaftlich erfolgreich in der Arztpraxis, Deutscher Ärzte Verlag, 2009, 2. völlig überarbeitete Auflage, S. 40 ff.
[15] Vgl. Bundesärztekammer: „Qualitätssicherung in der ambulanten Versorgung", www.bundesärztekammer.de

3 Gründe für die zunehmende Wichtigkeit von QMS

Um die zunehmende Bedeutung eines QMS in Vertragsarztpraxen nachvollziehen zu können, werden zunächst die Ziele von Arztpraxen sowie vorherrschende Einflussfaktoren im Gesundheitswesen beschrieben. Ausgehend davon lassen sich dann die Gründe ableiten.

3.1 Wirtschaftliche Ziele einer Arztpraxis

Allgemein ist es wichtig, dass die Praxiskosten so niedrig wie möglich gehalten werden. Das betrifft die Kosten für Personal ebenso wie die Sach- und Gemeinkosten. Hier soll der Aufwand möglichst geringgehalten werden, deshalb müssen die Einsparpotenziale erkannt und umgesetzt werden. Weitere Ziele sind das Erreichen eines bestimmten jährlichen Praxisumsatzes und daraus ableitend ein bestimmter jährlicher Gewinn der Praxis. Lohnenswerte Ziele sind auch eine Erhöhung des Anteils an Privatpatienten und die Vermeidung schlecht honorierter Behandlungsleistungen, sowie eine möglichst hohe Anzahl an Fällen pro Quartal. Da viele Praxen nur mit Hilfe einer Finanzierung eingerichtet werden können, sind auch der Abtrag der Schulden für Praxiseinrichtung und Behandlungsausstattung wichtige wirtschaftliche Ziele.[16]

3.2 Soziale Ziele einer Arztpraxis

Die sozialen Ziele einer Arztpraxis lassen sich mittlerweile mit den Zielen anderer Unternehmen vergleichen. Auch hier ist das oberste Ziel die Sicherung der eigenen Existenz durch einen sicheren Arbeitsplatz. Weitere Ziele sind gutes Arbeitsklima und größtmögliche Entscheidungsspielräume. Sie tragen zu stressfreiem Arbeiten bei. Auch Anerkennung und Erfolg sind wichtige soziale Ziele, da sie sich unmittelbar auf die Motivation und Leistungsbereitschaft auswirken. Die Verwirklichung eigener beruflicher Vorstellungen sowie die Entwicklung individueller Fähigkeiten und der Möglichkeit zur Selbstbestimmung bei angemessener Bezahlung runden die Vorstellungen ab.[17]

3.3 Besondere Bedingungen und Einflussfaktoren

Arztpraxen sind Einrichtungen, die Dienstleistungen an Patienten erbringen. Diese befinden sich, bedingt durch ihre Erkrankung, häufig in einer persönlichen Ausnahmesituation. Aufgrund dessen sind dies besondere Bedingungen die Arztpraxen ausmacht. Die Art und der Umfang der medizinischen Leistung werden im Normalfall von den Ärzten bestimmt, je nach Maßgabe

---

[16] Vgl. Frodl: Management von Arztpraxen – Kosten senken, Effizienz steigern betriebswirtschaftliches Know-how für die Heilberufe, Betriebswirtschaftlicher Verlag Dr. Th. Gabler, 2004, S. 163.

[17] Vgl. Frodl: Management von Arztpraxen – Kosten senken, Effizienz steigern betriebswirtschaftliches Know-how für die Heilberufe, Betriebswirtschaftlicher Verlag Dr. Th. Gabler, 2004, S. 163.

des medizinisch Notwendigen. Trotz dem darf die Qualität der Behandlung nicht darunter lei-den. Im Gegensatz zum Dienstleistungssektor ist der Anspruch auf Leistung nicht oder kaum von der Kaufkraft der Patienten abhängig. Abgesehen davon existieren im deutschen Gesund-heitswesen spezielle Einflussfaktoren, die in diesem Kapitel näher erläutert werden.[18]

3.3.1 Demografischer Wandel

Der Begriff des demographischen Wandels stellt eine enorme Herausforderung für das ge-samte Gesundheitswesen dar. Sinkende Geburtenzahlen und ein höheres zu erreichendes Lebensalter haben die Altersstruktur in Deutschland bereits verändert und werden sie weiter verändern, bis hin zu einer überalterten Bevölkerung. Dem drohenden und jetzt schon vorhan-denen Fachkräftemangel mit den Veränderungen des demografischen Wandels muss von Sei-ten der Unternehmen bzw. Arztpraxen durch entsprechende Maßnahmen zukunftssicher be-gegnet werden.[19] So betrug im Jahr 1980 der Anteil der über 75-Jährigen rund 6%, wird aber bis zum Jahr 2025 auf 10% ansteigen. Für die Arztpraxen bedeutet das eine steigende Nach-frage nach medizinischen Leistungen. Deshalb ist man als niedergelassener Arzt gut beraten, wenn man ein gut funktionierendes QMS besitzt und seine Prozesse fortlaufend optimiert.[20]

3.3.2 Technisch-innovative Fortschritt

Der technisch-innovative Fortschritt steigt und bietet bessere Therapiemöglichkeiten. Durch das Internet und diverse Medien erlangen Patienten Kenntnis von jenen neuen innovativen Therapien, die zwar Leben retten oder zur Verbesserung der Lebensqualität beitragen, aber vergleichsweise oftmals viel zu teuer sind. Medizinische Innovationen, die es erlauben, eine bestimmte Leistung zu niedrigeren Kosten zu erbringen, sind demgegenüber selten. Somit droht der technisch-innovative Fortschritt in der Medizin zum Motor für kommende Kostenex-plosionen zu werden. Arztpraxen werden dies auf indirektem Wege zu spüren bekommen.[21]

---

[18] Vgl. Katzenmeier/ Bergdolt: Das Bild des Arztes im 21. Jahrhundert, Springer-Verlag, 2009, S.29 ff.
[19] Vgl. Schirbach: Der demografische Wandel als Herausforderung für das Krankenhausmanagement – Zukunfts-sicheres Personalmanagement, Diplomica Verlag, 2012, S. 1.
[20] Vgl. Breyer, Zweifel, Kifmann: Gesundheitsökonomik, Springer Verlag, 5. Auflage, S. 508 ff.
[21] Vgl. Breyer, Zweifel, Kifmann: Gesundheitsökonomik, Springer Verlag, 5. Auflage, S. 508 ff.

3.3.3 Sonstige Gründe

Die rasante Veränderung der Rahmenbedingungen im Gesundheitswesen, gekennzeichnet durch einen starken Wettbewerbsdruck und Überwindungsversuche professioneller und sektoraler Grenzen, machen eine Diskussion über die Organisation für Unternehmen in der Gesundheitsbranche unbedingt erforderlich.[22]

„Vor allem durch den Gesetzgeber regulierte Rahmenbedingungen, die einer kontinuierlichen Veränderung unterworfen sind, zwingen die Akteure des Gesundheitswesens zu grundlegenden Anpassungen, die unter anderem auch die Organisationsformen betreffen können."[23] Der Ruf nach mehr Steuerung und Management ist in den letzten Jahren lauter geworden. Prozesse werden auf allen Ebenen optimiert und ein QMS wird zur Pflicht für jede Praxis. Denn auch die gestiegene Gesundheitskompetenz haben die Erwartungen bei vielen Patienten in Bezug auf Mitbestimmung, Aufklärung und Transparenz immer weiter erhöht. Gleichzeitig veränderten sich die Patienten zunehmend von „armen Leidenden" in gewisser Weise zu „Marktteilnehmern", die informiert sind und mitentscheiden möchten. Häufig müssen Ärzte ihren Patienten erklären, dass nicht jede Therapie durchführbar bzw. ökonomisch vertretbar ist. Für niedergelassene Ärzte stehen inzwischen Effektivität und Patientenzufriedenheit als übergeordnete Qualitätsziele im Vordergrund.[24]

3.4 QMS als Erfolgsfaktor für die Arztpraxis

In der Arztpraxis ist die Wechselbeziehung zwischen unternehmerischen Erfolg als Arzt und der vom Patienten erlebten Behandlungsqualität offensichtlich. Auch Patienten zeigen zunehmend Interesse an qualitätsorientierten Informationen aus dem diagnostischen und therapeutischen Bereich und wissen sich mehr und mehr gute Prozessabläufe zu schätzen. Für den Arzt als Unternehmer kommen die ökonomischen Aspekte nur dann angemessen zum Tragen, wenn die Grundsätze eines leitliniengestützten Behandlungsprozesses genutzt werden. Somit ist ein gut funktionierendes QMS ein wichtiger Erfolgsfaktor, da eine dauerhafte Optimierung der Praxisprozesse gewährleistet wird.[25]

---

[22] Vgl. Länge/ Menke: Generation 40plus – Demografischer Wandel und Anforderungen an die Arbeitswelt, W. Bertelsmann Verlag, 2007, S. 39.

[23] Greiner/ Schulenburg Graf v.d. Vauth: Gesundheitsbetriebslehre – Management von Gesundheitsunternehmen, Hans-Huber Verlag, 2008, S. 415.

[24] Vgl. Esslinger/ Schobert: Erfolgreiche Umsetzung von Work-Life Balance – Strategien, Konzepte, Maßnahmen, Deutscher Universum Verlag, 2007, S. 22 f.

[25] Vgl. Riedel/ Hansis/ Wehrmann/ Schlesinger: Wirtschaftlich erfolgreich in der Arztpraxis, Deutscher Ärzte Verlag, 2009, 2. völlig überarbeitete Auflage, S. 38 f.

4 Wechselwirkungen zwischen QMS und Prozessoptimierung

Die Tatsache, dass jedes QMS mit seinen Prozessen steht und fällt erscheint logisch. Aufgrund dessen müssen Prozesse jeglichen Veränderungen schnellstmöglich angepasst und optimiert werden. In diesem Kapitel werden die Wechselwirkungen ausgehend vom QMS bezüglich der Organisation von Prozessen in der Arztpraxis beschrieben. Ebenso wird hinsichtlich der Prozessoptimierung anhand von Beispielprozessen gezeigt, welche typischen Fehler in der praktischen Umsetzung auftreten und wie diese zu beheben sind. Zusätzlich werden Möglichkeiten aufgezeigt, wie im Rahmen eines QMS mit der Organisation der Mitarbeiter zu verfahren ist.

4.1 Räumliche Organisation

Einen elementaren Faktor für die erfolgreiche Arztpraxis, stellt bereits die Anordnung der verschiedenen Praxisräume dar. Damit der Arzt zwischen den Behandlungsräumen wechseln kann und so der zeitliche Ablauf der Sprechstunde gestrafft wird, ist eine großzügige räumliche Aufteilung sinnvoll. Die nicht technische Ausstattung sollte freundlich, hell, aber nicht zu luxuriös wirken. Eine großzügige räumliche Aufteilung mit verschiedenen Behandlungszimmern ist sinnvoll. Die wichtigsten Merkmale, auf die Patienten achten, sind ganz einfach die wahrnehmbare Ordnung, sprich ein geregelter Prozessablauf, Sauberkeit und Organisation einer Arztpraxis.[26]

4.2 Rolle und Organisation der Mitarbeiter

Das Praxisteam muss den leitenden Arzt als Autoritätsperson akzeptieren und das QMS als Führungsinstrument anerkennen. Ist diese Bedingung erfüllt, können die Prozesse in der Praxis fortlaufend optimiert werden und so die Anforderungen des QMS erfüllt werden. Dabei ist es enorm wichtig, dass die Teamarbeit funktioniert. Nur dann kann der Arzt alle seine Mitarbeiter auf die spezifischen Ziele seiner Praxis hin ausrichten. Der QEP-Qualitätsziel-Katalog 3.1.4, sieht Teambesprechungen als wesentlichen Bestandteil um nachhaltigen Erfolg in der Praxis sicherzustellen. Dabei sind zwei Kernziele definiert:

Ziel 1 (Kernziel): „Regelmäßige sowie aus aktuellen Anlässen stattfindende Teambesprechungen sichern die Information und Einbeziehung der Mitarbeiter."

Ziel 2 (Kernziel): „In der Praxis ist sichergestellt, dass Mitarbeiter auch außerhalb der Teambesprechungen zeitnah über Neuerungen informiert sind."

---

[26] Vgl. Riedel/ Hansis/ Wehrmann/ Schlesinger: Wirtschaftlich erfolgreich in der Arztpraxis, Deutscher Ärzte Verlag, 2009, 2. völlig überarbeitete Auflage, S. 29 f.

Diese Zitate beschreiben das Essenzielle, das was in der praktischen Umsetzung häufig vernachlässigt wird. Natürlich kann der Arzt nach dem QEP-Qualitätsziel-Katalog 3.2.1 die dort
vorgeschriebene Ausbildung von Medizinischen Fachangestellten stattgeben. Doch wenn der
Arzt nicht genug mit seinen MFA's kommuniziert, dann wird das beste QMS ein Großteil seines
Potenzials einbüßen. Deshalb ist die Rolle der Mitarbeiter (MFA's) und deren Mitwirkung an
der Prozessoptimierung von so hoher Wichtigkeit. Die daraus resultierende Teamarbeit ist da-
rauf ausgelegt, die entsprechenden gemeinsam verabschiedeten Ziele der Praxis gemeinsam
zu erreichen und das Bestmögliche für die Gesamtorganisation zu bezwecken.[27]

4.3 Typische Handlungsfehler aufgrund fehlender Prozessoptimierung in Arztpraxen

4.3.1 Beispiel 1: Prozessoptimierung im Terminmanagement

Die schlechte oder teilweise gar nicht vorhandene Prozessorganisation in einer Arztpraxis bin-
det viele Kapazitäten und ist auf Dauer sehr teuer. Um die Organisation der Prozesse zu verbessern, muss man sich mit den verschiedenen Bereichen auseinandersetzen. Im Folgenden
sollen die einige ausgewählte Handlungsfelder näher beleuchtet werden.

Beim Terminmanagement zum Beispiel haben Zählungen ergeben, dass das Telefon in der
Praxis rund 60 Mal am Tag klingelt. In etwa 80% der Fälle handelt es sich nur um Anrufe zur
Terminvereinbarung. Dennoch ist eine der Helferinnen gebunden, um die Anrufe entgegen zu
nehmen. Das bedeutet, dass sie in dieser Zeit keine weiteren Aufgaben wahrnehmen kann.
Auch wenn positiv zu bemerken ist, dass die Terminvereinbarung zum Service gehört, den der
Patient wahrnimmt, erhält der Arzt dafür letztlich keine Vergütung. Wenn man nun die Vollkos-
ten einer MFA durch die durchschnittliche Anzahl der Telefonate dividiert, so betragen die
Kosten je Telefonat etwa 1,70 Euro. Um diesen Prozess ökonomisch zu optimieren, kann ein
Terminsprachserver installiert werden. Dieser sorgt für eine erhöhte Servicequalität und auto-
matisiert den Patientendialog. Ebenso kann der Sprachserver gleichzeitig zur Wirtschaftlich-
keit der Arztpraxis beitragen, denn bei verbesserter Erreichbarkeit betragen die laufenden Kosten je Telefonat etwa 0,40 Euro. Die Kosten liegen damit 76% unter den Kosten des persönlichen Telefonats. Diese kostengünstige serviceorientierte Prozessoptimierung im Sinne der
Erreichbarkeit ermöglicht eine moderne Spracherkennungstechnik. Sie kann dem Rechner
Aufgaben übertragen, so dass z.B. Termine automatisch vergeben werden, rund um die Uhr,
auch an Sonn- und Feiertagen. Ein weiterer Pluspunkt ist das es keine lästigen Warteschlei-
fen.[28]

---

[27] Vgl. Riedel/ Hansis/ Wehrmann/ Schlesinger: Wirtschaftlich erfolgreich in der Arztpraxis, Deutscher Ärzte Verlag, 2009, 2. völlig überarbeitete Auflage, S. 90 ff.
[28] Vgl. Ärzteblatt: „Prozessoptimierung: Qualitätsverbesserung beim Terminmanagement", www.aerzteblatt.de.

4.3.2   Beispiel 2: Prozessoptimierung im Personalmanagement

Ein Arzt, der eine Praxis führt, hat besonders viele Rollen als Führungspersönlichkeit zu erfüllen. Das ganze Personal muss voll und ganz hinter ihm und seinen Vorgaben stehen. Nur so
kann auch ein QMS funktionieren. Das wiederum zeigt indirekt wie wichtig ein professionelles
Personalmanagement ist.[29]

Bei der Führung des Personals ist eine gute Arzt-Mitarbeiter Kommunikation unabdingbar.
Laut Umfragen ist eine unzureichende oder missverständliche Kommunikation zwischen Pra-
xisleitung (Arzt) und Mitarbeiter (MFA) die häufigste Ursache für Demotivation. Wird ein bestimmter Prozess vom Arzt andauernd falsch kommuniziert, kommt es früher oder später zu
Konflikten. Ein Beispiel zur Prozessoptimierung im Personalmanagement wie folgt: Der Arzt
lobt regelmäßig eine bestimmte MFA aus seinem Praxisteam laut vor allen anderen. Das führt
unter den anderen MFA's oftmals zu Neid und Missgunst. Die anderen MFA's sind demotiviert
und führen zunehmend gewisse Prozesse nicht so aus, wie vom Arzt vorgeschrieben. Dieser
Prozess kann optimiert werden, indem der Arzt sich an folgende Grundregel hält: Lob für alle
immer vor allen und Lob an eine MFA nur unter vier Augen, nicht in Anwesenheit aller.[30]

4.4   Methoden der Prozessoptimierung in einem QMS

4.4.1   Schwachstellenanalyse zwecks Prozessoptimierung

Ein sorgfältig geführtes QMS beinhaltet immer auch eine Schwachstellenanalyse hinsichtlich
seiner Prozesse. Demnach können Bildungsorganisationen die IST- und der SOLL-Situation
ihrer Organisation abgleichen und die Prozesse im Nachgang optimieren. Das Prinzip der
Schwachstellenanalyse besteht darin, dass die Mitarbeiter die Defizite im betrachteten Prozess herausstellen und Lösungsansätze zur Schwachstellenbeseitigung festlegen. Nach folgenden Kriterien können Arztpraxen ihre Prozesse auf Schwachstellen prüfen:

1. Prozesse, die zu qualitativen, zeitlichen oder finanziellen Beeinträchtigungen füh-
    ren.

2. Prozesse, die fachlich unzureichend bearbeitet werden oder/ und die dadurch die
    Kundenorientierung vernachlässigen.

3. Prozesse, die keine oder überflüssige Schritte aufweisen.

4. Prozesse, die Tätigkeiten beinhalten, die in verschiedenen Prozessen mehrfach
    oder überlappend durchgeführt werden.

5. Prozesse, die Tätigkeiten beinhalten, die zu Problemen führen werden.

---

[29] Vgl. Thill: Einstellungsgespräche in der Arztpraxis. Personalauswahl professionell vorbereiten und durchführen, Deutscher Ärzte Verlag, 2004, S. 4 f.
[30] Vgl. Riedel/ Hansis/ Wehrmann/ Schlesinger: Wirtschaftlich erfolgreich in der Arztpraxis, Deutscher Ärzte Verlag, 2009, 2. völlig überarbeitete Auflage, S. 91 ff.

Dass in der Arztpraxis auch keine Überprüfungskriterien vernachlässigt werden, können Checklisten bei der durchaus hilfreich sein. Zudem sollte die Suche nach Defiziten bei Teambesprechungen regelmäßig durchgeführt werden. Auf diese Weise können Prozesse stetig überprüft und anschließend kontinuierlich verbessert werden.[31]

4.4.2 Prozessoptimierung nach dem PDCA-Zyklus

Die in der Arztpraxis etablierten Prozessabläufe müssen regelmäßig überprüft und bei Bedarf verbessert werden. Nach dem PDCA-Zyklus sollen alle sorgfältig vorbereiteten Prozessabläufe immer wieder dahingehend untersucht werden, inwieweit diese Prozessabläufe dann auch tatsächlich im Praxisalltag gelebt werden.[32]

Verwendet man den PDCA-Zyklus, so können alle relevanten Abläufe in einer Arztpraxis zielgerichtet gesteuert werden. Denn im Grunde ist QM systematisch angewandter Menschenverstand. Die Praxisorganisation kann durch Anwendung bewährter QM-instrumente kontinuierlich verbessert werden. Arztpraxen, die bereits ein QMS eingeführt haben, ihre Prozesse systematisch nach dem PDCA-Zyklus optimieren, berichten von Zeit- und Kosteneinsparungen, bspw. durch Einsparung doppelter Arbeitswege, günstigerem Einkauf und vieles mehr. Ob der niedergelassene Arzt selbst, seine Mitarbeiter (MFA) oder Patienten – ein QMS bietet Vorteile für alle Beteiligten.[33]

---

[31] Vgl. Certqua: „Schwachstellenanalyse für die Prozessoptimierung", www.certqua.de.

[32] Vgl. Riedel/ Hansis/ Wehrmann/ Schlesinger: Wirtschaftlich erfolgreich in der Arztpraxis, Deutscher Ärzte Verlag, 2009, 2. völlig überarbeitete Auflage, S. 40 f.

[33] Vgl. Kassenärztliche Vereinigung Nordrhein: „PDCA-Zyklus", www.kvno.de.

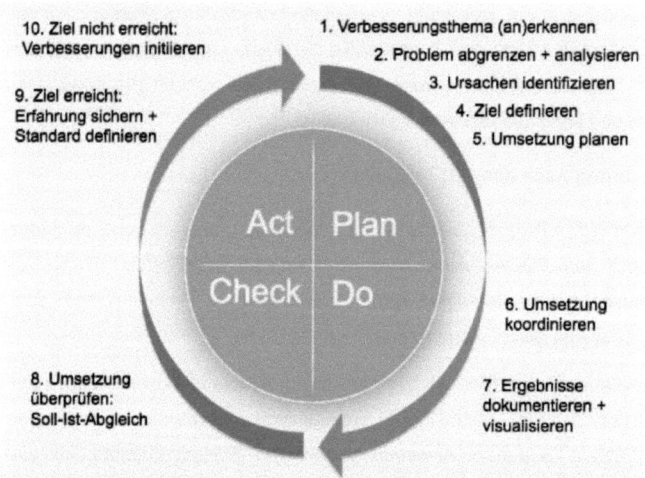

10. Ziel nicht erreicht: Verbesserungen initieren

9. Ziel erreicht: Erfahrung sichern + Standard definieren

1. Verbesserungsthema (an)erkennen

2. Problem abgrenzen + analysieren

3. Ursachen identifizieren

4. Ziel definieren

5. Umsetzung planen

Act | Plan

Check | Do

6. Umsetzung koordinieren

8. Umsetzung überprüfen: Soll-Ist-Abgleich

7. Ergebnisse dokumentieren + visualisieren

Abbildung 1: Der kontinuierliche Verbesserungsprozess (PDCA-Zyklus)
Quelle: www.qz-online.de

Die Abbildung 1 veranschaulicht die Funktionsweise des PDCA-Zyklus' in ihren einzelnen Schritten. Die kontinuierliche Verbesserung der Prozesse braucht Zeit, Geduld und Genauigkeit. In der Praxis liegt der Fokus oftmals auf Prozessen, mit denen es immer wieder Probleme gab oder die besonders wichtig sind. Ein Praxistipp rät zu folgendem Vorgehen: „Ganz pragmatisch benötigen Prozesse, die seit Jahren im Alltag gut funktionieren, in der Regel weder der Schriftform noch der Überprüfung. Aber Vorsicht ist geboten: Manchmal kann es auch hier empfehlenswert sein, den IST-Prozess einmal zu checken und zu überprüfen. Gerade erfahrene Prozess- und Qualitätsmanager erkennen dann bewährte Routineabläufe, die nicht den zeitgemäßen fachlichen und wirtschaftlichen Anforderungen entsprechen.[34]

---

[34] Riedel/ Hansis/ Wehrmann/ Schlesinger: Wirtschaftlich erfolgreich in der Arztpraxis, Deutscher Ärzte Verlag, 2009, 2. völlig überarbeitete Auflage, S. 42.

5 Interpretation und Lösungsansätze

In diesem Kapitel werden die vorherigen Gedanken interpretiert und im Gegenzug mittels des QMS „Qualität und Entwicklung in Praxen" (QEP) ein bewährter Lösungsansatz geliefert, um eine fortlaufende Prozessoptimierung in Arztpraxen zu verwirklichen.

5.1 Erfolgreiche Prozessoptimierung durch QEP

Bei dem QEP-Modul handelt es sich um ein QMS, welches von der Kassenärztlichen Vereinigung (KV) und der Kassenärztlichen Bundesvereinigung (KBV) in Zusammenarbeit mit Ärzten, Psychotherapeuten, MFA und QM-Experten entwickelt wurde. Die gesetzliche Grundlage von QEP bilden die §§ 135 und 136 des fünften Sozialgesetzbuches. Demnach sind Vertragsärzte und medizinische Versorgungszentren dazu verpflichtet, einrichtungsintern ein QMS einzuführen und weiterzuentwickeln. Die Prozesse sind durch die eindeutigen Regelungen für Verantwortlichkeiten und Zuständigkeiten besonders strukturiert. Zudem können alle personellen und finanziellen Ressourcen optimal eingesetzt werden. Arbeitsentlastung und größere Arbeitszufriedenheit der Mitarbeiter und der leitenden Ärzte sind die Folge. Durch diese effiziente und teilstandardisierte Praxisorganisation sinkt das Risiko für Fehler und es entsteht aufgrund der Dokumentation des Praxis Know-hows mehr Transparenz. Dies wiederum geht mit einer laufenden Prozessoptimierung einher, die für eine gleichbleibend hohe Qualität von erheblicher Bedeutung ist. Aufgrund dessen eignet sich das QEP-System hervorragend als Lösungsansatz für ambitionierte Arztpraxen.[35]

5.2 QEP-Zertifizierung

Die QEP-Zertifizierung in der Arztpraxis steht für eine strukturierte Selbstbewertung der Prozessabläufe. Diese wird anhand des Qualitäts-Kataloges bzw. der Checklisten des QEP-Manuals durchgeführt. Erst wenn sich daraus die Bestätigung der Zertifizierungsreife ergibt, ist die Grundlage zur Anmeldung einer Fremdbewertung geschaffen. Grundsätzlich ist eine QEP-Zertifizierung nicht gesetzlich vorgeschrieben. Um die Umsetzung der Verfahren zu überprüfen und involvierte Mitarbeiter in ihrer Arbeit zu bestärken, ist die Zertifizierung dennoch sehr wichtig. Mit dem QEP-Zertifikat wird die erfolgreiche Implementierung des besagten QMS und dessen Prozessen dokumentiert. Der gesamte Ablaufprozess des Zertifizierungsverfahrens ist genau festgelegt. Im ersten Schritt wird die Zertifizierungsreife der Arztpraxis festgestellt. Grundlage dafür ist die Selbstbewertung. Als nächstes erfolgt der Prozess der Auswahl einer akkreditierten QEP-Zertifizierungsstelle, bspw. DEKRA oder TÜV, durch die Praxis, sowie die Einreichung aller erforderlichen Unterlagen. Diese werden dann formal geprüft. Danach kommt es, in Absprache mit der Praxis, zur Auswahl des Visitors und zur inhaltlichen Prüfung der

---

35 Vgl. TÜV-Süd: „Qualität und Entwicklung in Praxen", www.tuev-sued.de.

Unterlagen durch diesen. Der Visitor prüft inwieweit die Inhalte des QM-Praxishandbuches den Vorgaben des Qualitätsziel-Kataloges entsprechen. Bestimmte Nachweise und Indikatoren sollten bis dahin erfüllt sein. Folglich wird der Visitationsplan durch den Visitor erstellt und mit der Praxis abgestimmt. Danach erst wird die Praxisvisitation durch den Visitor durchgeführt und der Visitationsbericht erstellt. Einige Arztpraxen müssen in Bezug auf die nicht erfüllten Nachweise bzw. Indikatoren noch einmal nachbessern. Die Evaluation wird von der Praxis an die Zertifizierungsstelle zurückgesandt. Letztlich erfolgt dann die Zertifikatvergabe durch die Zertifizierungsstelle.[36] Die nachfolgende Abbildung 2 stellt den Prozessablauf des QEP-Zertifizierungsverfahrens schematisch dar.

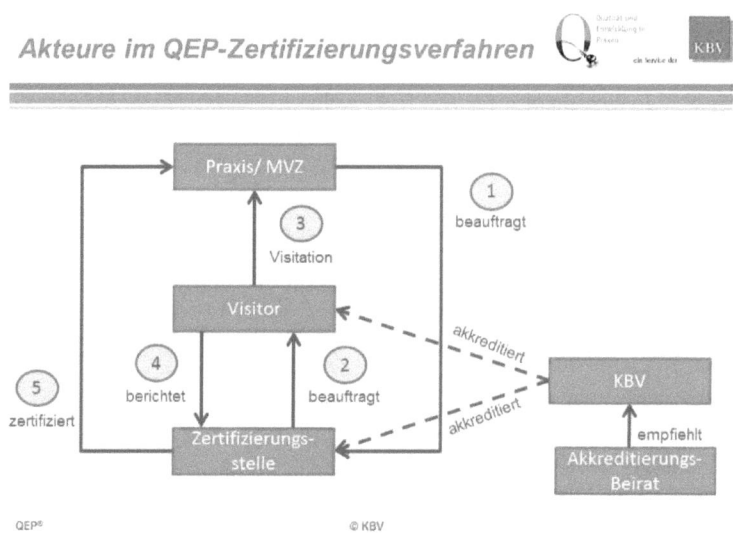

Abbildung 2: Die Beteiligten QEP-Zertifizierungsverfahren
Quelle: www.kbv.de

5.3 Abschließende Interpretation

Das QEP-Zertifizierungsverfahren ist ein gutes Beispiel, den Stellenwert eines QMS insbesondere hinsichtlich der Prozessoptimierung zu beschreiben und deutlich zu machen. Durch das QEP-Zertifizierungsverfahren lernt das gesamte Praxisteam, wie man strukturiert arbeitet und ein QMS umsetzt. Hierbei lernt das Praxisteam gezielt, wie man Prozesse klassifizieren, be-

---

[36] Vgl. Kassenärztliche Vereinigung Bayerns: „QEP- Qualität und Entwicklung in Praxen", www.kvb.de.

werten und optimieren kann. Das gesamte QEP-Zertifizierungsverfahren bereitet die QM-Verantwortlichen auf eine fortlaufende Prozessoptimierung vor. Im QM gibt es Werkzeuge und mit diesen Werkzeugen muss man umzugehen wissen, um langfristig wirtschaftlich erfolgreich mit seiner Arztpraxis zu sein. Diese Herausforderung sollten die Praxisbetreiber, der Arzt, annehmen. In den letzten Jahren stiegen nämlich nicht nur die Ansprüche des Gesetzgebers, sondern auch die der Patienten, die zunehmend hinterfragen und medizinische Leistungen kritisch bewerten. Sie möchten gern wissen, ob Umfang und Qualität einer Leistung angemessen sind und ob tatsächlich alle Maßnahmen getroffen werden, um den bestmöglichen Behandlungserfolg zu erzielen. Gleichzeitig sollen ihre Wünsche vom behandelnden Arzt berücksichtigt werden. Um unter den gegebenen Voraussetzungen die Behandlungsqualität zu steigern, werden die wichtigsten Informationen, zum richtigen Zeitpunkt, von Ärzten und Angestellten benötigt. Das ist allerdings nur durch ein adäquates QMS realisierbar. Denn nur damit kann die Patientenversorgung auch in Zukunft, im routinemäßigen Praxisalltag verbessert werden.

6   Fazit

Eine optimal funktionierende Arztpraxis bietet die beste Grundlage für eine bestmögliche Versorgung, bei der jeder Patient die für ihn notwendige Behandlung erhält. Die Chance dafür, den Betrieb noch erfolgreicher und reibungsloser zu gestalten, bietet ein strukturiertes Prozessmanagement, zusammen mit dem Einsatz eines QMS. Denn auch in einem etablierten QMS muss eine sorgfältige Prozessoptimierung durch die QM-Verantwortlichen stattfinden. Die Hauptverantwortung dafür trägt der Praxisinhaber, der Arzt. Denn als Arzt wird man immer mehr auch gleichzeitig zum Unternehmer und hat dementsprechend auch für die Geschicke der ökonomischen Bereiche Sorge zu tragen. Vielen deutschen Ärzten scheint das immer noch nicht bewusst zu sein. Verbesserte Qualität und langfristige Rentabilität, sowie Steigerung der Wettbewerbsfähigkeit, können nur durch eine ständige Anpassung und Prozessoptimierung erreicht werden. Das QMS liefert lediglich das benötigte Handwerkszeug und beschreibt die Methodik, nach welcher die QM-Verantwortlichen die Verfahren durchführen sollten. Die Prozessoptimierung muss nach und nach diszipliniert verfolgt werden. Durch sie werden wesentliche Aktionsbereiche in der Praxis-Betriebsführung unterstützt, denn die Optimierung macht eine vollständige Ausnutzung des Potenzials möglich. Damit ist sie ein wesentlicher Motor für den ökonomischen Erfolg einer Arztpraxis. Zusätzlich wird die Stressbelastung bei Ärzten und Mitarbeitern reduziert und im Gegenzug die allgemeine Motivation gesteigert. Dies wiederum führt zu einer für die Patienten spürbaren positiveren und emotionalen Praxisatmosphäre. Leider gibt es einige Hemmnisse für diese beschriebenen Verbesserungen, die hauptsächlich im Führungsbereich liegen. Bislang kümmern sich verhältnismäßig wenige Ärzte um eine Verbesserung der organisatorischen Gegebenheiten in ihren Praxen. Dafür gibt es folgende Gründe: Zum einen existiert in den meisten Arztpraxen das Phänomen, dass Ärzte und Mitarbeiter in ganz unterschiedlichen Bereichen agieren, die nur durch Schnittstellen miteinander verbunden sind. Daher bekommen viele Ärzte oftmals gar nicht oder nur sehr wenig von den Problemen am Empfang, im Wartezimmer usw., mit. Deshalb gehen sie fälschlicherweise davon aus, dass in der Praxis alles in Ordnung ist, solange keine Missstände eskalieren oder an sie herangetragen werden. Ein weiterer Grund ist der, dass die Meinung der Mitarbeiter für gewöhnlich eine eher untergeordnete Rolle spielt, obwohl sie täglich die organisatorischen Probleme bei vielen Prozessen miterleben und dadurch wesentlich zu einer Verbesserung beitragen könnten. In Wirklichkeit wird nur in wenigen Praxen tatsächlich regelmäßig über die Verbesserung von Prozessen und Organisation gesprochen. Ein ebenfalls wichtiger Punkt ist bei vielen Ärzten die Frage der Finanzierung. Diese müssen aber erst die Notwendigkeiten und Chancen einer Veränderung hinsichtlich der Einführung eines QMS und der damit zusammenhängenden Prozessoptimierung erkennen. Ist dieser Schritt erfolgt, stellen sie oftmals fest, dass die in den Verfahren geforderten Tätigkeiten meist teuer und aufwendig sind. Doch es lohnt sich und schafft langfristig einen beträchtlichen Mehrwert für die gesamte Arztpraxis.

De facto ist die durch die Prozessoptimierung entstehende Organisationsverbesserung das beste Marketinginstrument. Dadurch können Stammpatienten gebunden und neue Patienten gewonnen werden. Schlussendlich lässt sich feststellen, dass dies die beste Möglichkeit ist, sich von anderen Praxen abzugrenzen und ein Alleinstellungsmerkmal zu schaffen, um auch in Zukunft wirtschaftlich erfolgreich zu sein.

Abbildungsverzeichnis

Abkürzungsverzeichnis

- G-BA   Gemeinsamer Bundesausschuss
- GMG   GKV-Modernisierungsgesetz
- IT   Informationstechnik
- KBV   Kassenärztliche Bundesvereinigung
- KV   Kassenärztliche Vereinigung
- MFA   medizinische Fachangestellte
- QEP   Qualität und Entwicklung in Praxen
- QM   Qualitätsmanagement
- QMS   Qualitätsmanagementsystem
- RFH   Rheinische Fachhochschule Köln

Literatur- und Quellenverzeichnis

Ärzteblatt: „Prozessoptimierung: Qualitätsverbesserung beim Terminmanagement". https://www.aerzteblatt.de/archiv/67043 (Datum des Zugriffs: 07.12.2015)

Becker/ Kugeler, Rosemann: Prozessmanagement, Springer Verlag, 2005.

Benes/ Groh: Grundlagen des Qualitätsmanagements, Hanser Verlag, 3., aktualisierte Auflage.

Breyer, Zweifel, Kifmann: Gesundheitsökonomik, Springer Verlag, 5. Auflage.

Bruhn/ Georgi: Kosten und Nutzen des Qualitätsmanagements, Hanser Verlag, 1999.

Bundesärztekammer: „Qualitätssicherung in der ambulanten Versorgung". http://www.bundesaerztekammer.de/aerzte/qualitaetssicherung/qualitaetssicherung-in-der-ambulanten-versorgung/ (Datum des Zugriffs: 04.12.2015).

Esslinger/ Schobert: Erfolgreiche Umsetzung von Work-Life Balance – Strategien, Konzepte, Maßnahmen, Deutscher Universum Verlag, 2007

Frodl: Management von Arztpraxen – Kosten senken, Effizienz steigern betriebswirtschaftliches Know-how für die Heilberufe, Betriebswirtschaftlicher Verlag Dr. Th. Gabler, 2004.

Greiner/ Schulenburg Graf v.d. Vauth: Gesundheitsbetriebslehre – Management von Gesundheitsunternehmen, Hans-Huber Verlag, 2008.

Kaminske/ Bauer: Qualitätsmanagement von A bis Z, Hanser Verlag.

Kassenärztliche Vereinigung Bayerns: „QEP – Qualität und Entwicklung in Praxen" https://www.kvb.de/praxis/qualitaet/qualitaetsmanagement/qepr/?sword_list[]=QEP&no_cache=1 (Datum des Zugriffs: 10.12.2015)

Kassenärztliche Vereinigung Nordrhein: „PDCA-Zyklus". https://www.kvno.de/10praxis/50qualitaet/40qualmanage/pdca/ (Datum des Zugriffs: 07.12.2015)

Katzenmeier/ Bergdolt: Das Bild des Arztes im 21. Jahrhundert, Springer-Verlag, 2009.

Länge/ Menk: Generation 40plus – Demografischer Wandel und Anforderungen an die Arbeitswelt, W. Bertelsmann Verlag, 2007.

Riedel/ Hansis/ Wehrmann/ Schlesinger: Wirtschaftlich erfolgreich in der Arztpraxis, Deutscher Ärzte Verlag, 2009, 2. völlig überarbeitete Auflage.

Schirbach: Der demografische Wandel als Herausforderung für das Krankenhausmanagement – Zukunftssicheres Personalmanagement, Diplomica Verlag, 2012.

Schmelzer/ Sesselmann: Geschäftsprozessmanagement in der Praxis, Hanser Verlag, 8., überarbeitete und erweiterte Auflage.

Schwinn: Betriebswirtschaftslehre, Oldenburg Verlag, 2. Auflage.

Thill: Einstellungsgespräche in der Arztpraxis. Personalauswahl professionell vorbereiten und durchführen, Deutscher Ärzte Verlag, 2004.

TÜV Süd: „Qualität und Entwicklung in Praxen" http://www.tuev-sued.de/management-systeme/gesundheitswesen/qep (Datum des Zugriffs: 10.12.2015)

BEI GRIN MACHT SICH IHR WISSEN BEZAHLT

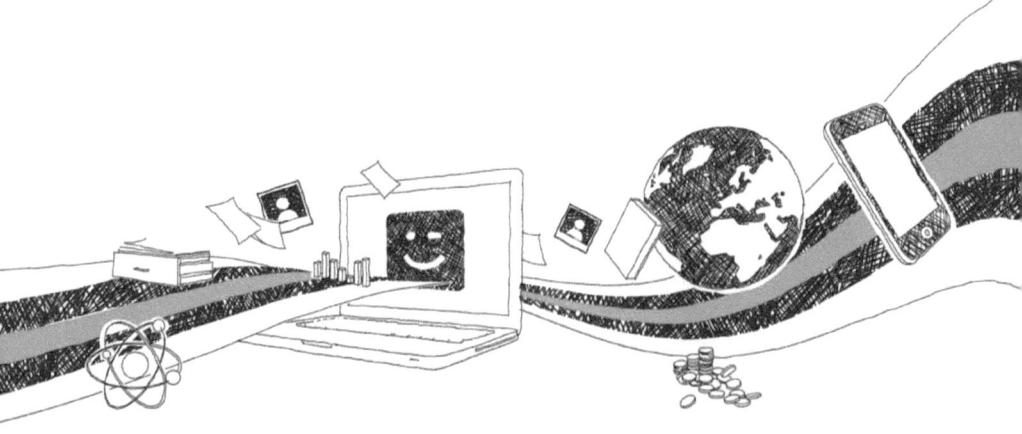

- Wir veröffentlichen Ihre Hausarbeit,
  Bachelor- und Masterarbeit

- Ihr eigenes eBook und Buch -
  weltweit in allen wichtigen Shops

- Verdienen Sie an jedem Verkauf

Jetzt bei www.GRIN.com hochladen und kostenlos publizieren

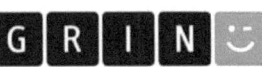